Pérdida De Peso

Una guía paso a paso para mejorar su dieta y lograr sus
objetivos de pérdida de peso

*(Rutinas que promueven la pérdida de peso para madres
ocupadas)*

I0146532

Abdelkader Salguero

TABLA DE CONTENIDOS

¿Dónde Están Los Brotes?

Sinopsis

Los germinados tienen muchos atributos útiles con respecto a la salud humana.

Echa un vistazo a los brotes

En los años 20, un profesor agitó el concepto y la forma de vida de la alimentación biogénica. Clasificó las semillas germinadas y las legumbres verdes como los alimentos más ventajosos y abogó por que constituyan 1/4 de nuestra ingesta diaria de alimentos, nombrándolos alimentos biogénicos generadores de vida que, según él, ofrecen el mayor apoyo para la regeneración celular .

En nuestra vida cotidiana, suceden diversos factores para producir radicales libres dentro de nuestros cuerpos. Los radicales libres son moléculas de oxígeno extremadamente poco sólidas que requieren un electrón para estabilizar su estado heller-skelter.

Al escabullirse los electrones de las células sanas, los efectos causales de esto son el desmoronamiento de las estructuras biológicas que sostienen la vida y la modificación del ADN y el ARN (un procedimiento conocido como oxidación).

Cuando esto ha sucedido, la celda afectada solo reproducirá la versión modificada. Estos superalimentos son un potente origen de antioxidantes (minerales, vitaminas y enzimas) que ayudan a proteger contra este daño.

Un cuerpo en forma es alcalino (es decir, no ácido).

Los alimentos biogénicos tienen un efecto alcalinizante en el cuerpo.

Los alimentos crudos contienen oxígeno y el consumo constante de alimentos biogénicos crudos con su abundante oxígeno es útil para la salud.

Se ha encontrado que el crecimiento de las células cancerosas se originó por la falta de oxígeno y estas células, junto con los virus y las bacterias, podrían no vivir en un entorno alcalino y rico en oxígeno.

Los alimentos biogénicos son una gran fuente de ácidos grasos cruciales (la dieta occidental normal es comúnmente deficiente en estos) que juegan un papel importante en las defensas del sistema inmune y se encuentran entre las fuentes más altas de fibra en los alimentos.

Una vez que estos súper alimentos crecen hasta la etapa de 2 hojas ricas en clorofila, se ha demostrado que han sido efectivos para derrotar la anemia por deficiencia de proteínas.

Algunas mujeres han descubierto que el uso diario de estos superalimentos ha aliviado los sofocos y la función hormonal sostenida.

El suministro de vitaminas (complejo B y C) existente en las semillas puede expandirse mediante la bioquímica de germinación durante varios días.

Esta bioquímica altera la variedad de minerales en los brotes para que estén en una forma quelada que se absorbe más simplemente en el cuerpo.

También desnaturaliza la proteína en los bloques de construcción de aminoácidos para que podamos digerirlos en la mitad del tiempo de los alimentos cocinados.

Si eres nuevo en jugos, te recomiendo un exprimidor de precio medio. Los exprimidores centrífugos baratos se rompen fácilmente, crean jugo de baja calidad y son muy ruidosos. Asimismo, no duran mucho tiempo.

Inicialmente, muchas personas piensan que los jugos serán una verdadera tarea, pero la mayoría se sorprende gratamente al descubrir que es mucho más simple de lo que creían que sería. Es crucial tener en cuenta que el jugo de vegetales tiene muy poca proteína y casi nada de grasa, por lo que no es realmente un alimento completo. Realmente debe utilizarse además de sus comidas habituales que no estén en su lugar.

Entonces, a menos que se someta a un régimen especial de ayuno o desintoxicación, es probable que no sea prudente utilizar los jugos como reemplazo de comidas. Idealmente, puede ingerirse con su comida o como un bocadillo entre comidas.

Es realmente crucial escuchar a tu cuerpo mientras te exprimes. Tu estómago debería sentirse bien toda la mañana. Si se agita o gruñe o, por lo general, se hace notar su presencia, es probable que haya exprimido algo que no debería comer.

Las ventajas para la salud de los jugos son inmensas para adultos y niños.

Aquí hay algunos ejemplos fáciles para que pueda levantarse y exprimir rápidamente:

Utilice verduras sin pesticidas. Es juicioso seleccionar orgánico siempre que sea posible. Aún así, algunas verduras son peores que otras. Aquí están las verduras que son las más cargadas de pesticidas. Por lo tanto, podría ser prudente comprar solo estas verduras si son cultivadas

Si compra col rizada, busque una tienda que venda las hojas aún unidas al tallo principal. Si se cortan, la verdura pierde rápidamente muchos de sus nutrientes útiles.

Si desea que su jugo tenga un sabor un poco más sabroso, particularmente para comenzar, puede agregar estos componentes:

Perder Grasa: Las Dietas Pueden Ayudarlo

Llevar una dieta sana y equilibrada es importante a la hora de perder peso. Elija y siga una dieta rica en fibra y proteínas y baja en carbohidratos refinados.

Una vez que haya aumentado su ingesta de fibra y proteínas, perderá peso gradualmente y se desarrollarán músculos fuertes. Además, si consume carbohidratos menos refinados, se deshace de las calorías acumuladas, que no proporcionan los nutrientes necesarios para su cuerpo.

Gana músculos: haz algunos entrenamientos

Al perder peso, ganar músculo puede ayudar. Esto se debe a que la grasa se quemará para proporcionarle la energía adecuada que necesitan los músculos para mantenerse con vida. Es interesante notar que una libra de grasa requiere solo tres calorías, mientras que una libra de músculo necesita entre 75 y 150 calorías diarias para funcionar. Por lo tanto, si desea ver resultados al perder peso, es imperativo que haga entrenamientos.

Puede considerar cualquier ejercicio o entrenamiento. Pero los ejercicios anaeróbicos y aeróbicos son esenciales para que su cuerpo trabaje más. Para obtener mejores resultados, modifique sus rutinas de ejercicio para mantener la estimulación de su cuerpo.

Algunos consideran los programas de pérdida de peso solo para hacer entrenamientos. Incluso hay otros que se inscriben en una clase de gimnasia. No es necesario gastar una gran cantidad de dinero al hacer ejercicios. Puedes hacer entrenamientos en tu casa. Simplemente elija aquellos ejercicios que no requieran equipo de gimnasio.

Cuando hagas entrenamientos, tómatelo en serio y sigue tu plan. Aprenda a estar motivado. Hacer ejercicio regularmente con consistencia y

el compromiso es imprescindible. No cometa errores y espere resultados rápidos como la mayoría de la gente. Hay que tener en cuenta que también se necesita tiempo para ver resultados.

Mantenerse motivado

Es vital aceptar que la pérdida de peso no ocurre rápidamente. Bajar de peso es un viaje en el que debe controlar su progreso. Con esto, podrá ver resultados mientras está motivado con su plan.

Perder peso puede ser fácil para algunos debido al uso de píldoras mágicas. Pero, si desea mejorar su salud en general y mantener un peso saludable, manténgase motivado y continúe, ya que esto puede marcar la diferencia.

EMPEZANDO

Ahora que comprende cómo comenzar, aquí hay un poco más de información sobre cómo perder peso y mantenerlo y todo comienza con lo que come.

La pérdida de grasa y peso es un aspecto tan importante en nuestra vida hoy porque estamos más gordos ahora que hemos estado alguna vez. La palabra "programas de pérdida de peso" llamará la atención de cualquiera escuchando una conversación o viendo la televisión. De hecho, ese es uno de las más populares palabras clave buscadas en Internet hoy.

La razón principal por la que tenemos tanto sobrepeso es por nuestra relación con la comida. En nuestra sociedad, tendemos a concentrarnos en la cantidad. Simplemente queremos tanto como podamos obtener en lugar de la mejor comida que podemos conseguir.

La cantidad siempre supera a la calidad, cuando debería ser exactamente el opuesto a eso.

Una vez que haya decidido perder peso, puede ser difícil determinar exactamente dónde debe empezar. Si tiene una firme determinación de ponerse en marcha y perder peso, es posible, tu solo tienes que descubrir cómo decir "no".

Todo el mundo es diferente. No vas a encontrar a otra persona que tenga el mismo metabolismo como tú o que quema grasa de la misma forma que tú. Puede pesar exactamente lo mismo que una persona junto a usted, pero si ambos comenzaran un programa de ejercicio y dieta, es posible que ambos no tengan los mismos resultados dos semanas o incluso un mes después, incluso si hizo toda exactamente igual manera cada día. Al decir esto, es importante darse cuenta de que no todo el mundo utiliza los alimentos en el de la misma manera tampoco. Lo que puede hacer que una persona gane una libra puede no hacer lo mismo para otro.

Déficit Calórico, Una Estrategia Novedosa Y Más Eficiente

Afortunadamente, algunos defensores de la pérdida de peso están tratando de cambiar los enfoques, de dietas bajas en calorías a métodos menos estresantes. Y basan el cambio en algo que es simple y lógico: el déficit de calorías.

Cuando tiene sobrepeso, solo significa una cosa; tiene depósitos de grasa en su cuerpo que su metabolismo no puede procesar. La pregunta es por qué su metabolismo no puede hacer eso. La respuesta es que está consumiendo más calorías de las que su metabolismo puede soportar. ¿Significa esto que tiene que morirse de hambre para perder peso? Por supuesto que no, arriesgará su salud si hace eso y terminará lidiando con problemas peores que antes.

La clave para perder peso sin experimentar una amplia gama de problemas es crear un déficit de calorías, lo que simplemente significa que ingiere menos calorías de las que su cuerpo demanda. Menos calorías son las palabras clave, no cero calorías. Cuando se ingiere menos calorías y se hace ejercicio, su cuerpo comienza a quemar los depósitos de grasa para proporcionarle la energía que necesita para los entrenamientos. Naturalmente, cuando su cuerpo quema los depósitos de grasa todos los días, no estará lejos de su peso ideal.

Ventajas

El enfoque del déficit de calorías tiene muchas ventajas que no están presentes en las dietas de pérdida de peso drásticamente reducidas. Usted no necesita comidas especialmente preparadas para asegurar los niveles de ingesta calórica requeridos. Todo lo que necesita es eliminar algunos de los alimentos cargados de calorías que tiene la costumbre de comer. Su cuerpo no se verá privado de la energía que le permite funcionar normalmente y se sentirá bien a medida que pierde peso.

Además de reducir las calorías, su dieta debe ser lo más equilibrada nutricionalmente posible. Desea que los limpiadores corporales naturales que contiene ayuden a que su metabolismo funcione de manera más eficiente.

Necesita proteínas y otros nutrientes que promuevan la buena salud.

Beneficios

Uno de los beneficios del enfoque del déficit de calorías para perder peso es que su salud nunca se ve comprometida; en cambio, puede volverse más saludable. Y a diferencia de las dietas bajas en calorías que le dificultan proteger las ganancias porque la privación hará que los alimentos que solía comer sean difíciles de resistir, con este enfoque ya que es más lenta la dieta, será un hábito para cuando se haya dado cuenta de su reducción de peso.

Beber muito leite pode realmente ajudá-lo quando se trata de perder peso. Isso ocorre porque o leite contém muito cálcio, e os estudos provaram que as pessoas que consomem mais cálcio têm menor quantidade de gordura corporal. Com isso, você deve incluir leite em sua dieta e combiná-lo com o seu programa de exercícios.

83. O que fazer com seus músculos tensos.

Quando você trabalha, você descobrirá que alguns dos seus músculos estão tensos, enquanto outros são mais flexíveis. Para contornar isso, você deve gastar mais tempo esticando seus músculos tensos. Ao fazer isso, eles se tornam mais flexíveis, o que pode ajudá-lo mais quando se trata de realizar certas rotinas de exercícios.

Se você foi ferido, uma das melhores maneiras de se recuperar mais rápido é exercitar o tempo mais rápido possível. Isso não significa que você não deve dar ao seu corpo tempo suficiente para reparar os músculos lesionados. O que isso significa é que, assim que você sentir que é capaz de se exercitar novamente, deve passar imediatamente por algumas rotinas.

Apenas certifique-se de concentrar-se em exercícios de baixa intensidade, para que você não vai esticar seus músculos.

Você pode ter ouvido ou lido sobre pessoas que fazem uso de suplementos em conjunto com seus programas de treino. Se você quiser fazer uso de um, você deve saber que existem muitos suplementos diferentes que estão disponíveis no mercado hoje. Assim, você precisa ter certeza de que você selecionou corretamente o produto que você estaria usando, para que ele possa realmente ajudá-lo a atingir seus objetivos.

Além de chegar a seus objetivos de longo prazo, você também deve ter os de curto prazo. Relacione esses objetivos em seu bloco de notas ou em uma folha de papel, que você pode colocar em sua geladeira.

É importante que você veja sua lista diariamente, para que você seja constantemente lembrado deles. Além disso, certifique-se de que cada uma das metas tenha datas em que você deseja alcançá-las, para que você possa vê-las como seus prazos finais.

Pode ser difícil para algumas pessoas se comprometerem a se exercitar regularmente. Se você quer ter certeza de que está totalmente comprometido com isso, uma das coisas que você pode fazer é ir ao ginásio todos os dias ou pelo menos a cada dois dias, por um período de um mês. Ao fazer isso, se tornaria uma rotina natural para você, o que se tornaria muito mais fácil de fazer.

Algumas pessoas não são construídas para o ginásio. Assim, se você não gosta de estar no ginásio quando se exercita, então você deve tentar trabalhar em seu próprio lugar. Pode haver certas coisas no ginásio que impedem que você goste. Assim, tente em sua própria casa, pois é muito possível que seja onde você realmente deseja se exercitar.

Correr morro acima pode ser bastante desafiador. Para ter certeza de que você pode fazê-lo mais rápido, o que você pode fazer é se concentrar em um objeto no topo da colina, mantendo a cabeça erguida. Isso pode ajudá-lo a respirar mais facilmente, o que o ajudaria muito a correr mais rápido e a chegar ao topo.

Uma das melhores maneiras de aumentar sua resistência é participar de uma maratona. Para ter certeza de que funcionaria, você deve trabalhar duro para isso e tentar vencer a corrida. Quando você é capaz de fazer isso, mesmo antes da maratona, você já teria sua resistência melhorada.

Há muitas pessoas que atraem muitos X em seus calendários nos dias de hoje para marcar os dias do mês, quando eles foram para a academia. Se você fizer isso, pouco antes do final do mês, você poderá ver quantas vezes conseguiu ir ao ginásio. Assim, isso motivaria você a ir ao ginásio mais, para que você possa ver mais X's no seu calendário.

Lunges podem realmente construir músculos mais fortes em suas pernas. No entanto, se você quiser torná-lo mais eficaz do que é, você também deve fazer o lunges em sentido inverso. Fazer isso dessa maneira pode fazer com que as pernas da frente trabalhem mais. Para executá-lo, você só precisa recuar, em vez de dar um passo à frente.

Se você está estressado, não é uma desculpa para não ir ao ginásio. Na verdade, ainda lhe dá mais motivos para visitar a academia, já que o exercício pode realmente aliviar o estresse. Isso porque, quando você treina, seu corpo libera endorfina, o que pode melhorar seu humor.

Quando se trata de medir a forma física, seu peso não é a única coisa que você pode monitorar. Tenha em mente que se você também está passando por treinamento de força, então as chances são, seu crescimento muscular pode compensar sua perda de gordura.

Assim, além de verificar seu peso, você também pode considerar seu progresso no trabalho. Se você é capaz de aumentar o número de repetições que você pode fazer para flexões e abdominais, então isso também é uma boa indicação de melhora da condição física.

95. Espremer os músculos das nádegas.

Quando você precisa levantar pesos sobre sua cabeça, então você deve tentar espremer seus músculos da bunda.

Isso resultaria na obtenção de uma posição, o que pode fornecer ampla proteção à sua coluna. Com isso, pode diminuir as chances de ter lesões nas costas.

Quando você pressiona o banco e quer colocar mais pressão nos músculos do peito, tente espremer a barra. O aperto deve seguir um movimento para dentro para direcionar adequadamente os músculos do peito. Se você quiser direcionar seu tríceps, então você deve estar apertando a barra para fora.

Cada vez que você trabalha, você tem que considerar o fato de que você está colocando pressão em seus músculos. Com isso, se você quer desenvolver seus músculos, então você tem que dar tempo suficiente para seu corpo repará-los.

Quando você dorme por pelo menos 8 horas todas as noites, não só você estaria fornecendo ao seu corpo a chance de reparar seus músculos, mas também assegurando que você teria altos níveis de energia no dia seguinte.

Frutas e vegetais são carregados com nutrientes que podem ajudar seu corpo a ter bons níveis de energia. Além disso, eles também podem garantir que você esteja adequadamente hidratado. Assim, é melhor comer mais deles, para que você possa atingir seus objetivos trabalhando em breve.

As claras de ovos contêm a proteína rara chamada albumina. Este tipo de proteína pode ser facilmente absorvido pelo seu corpo. Assim, acelera a recuperação muscular, além de ajudar seu corpo a construir músculos mais rapidamente. Afora isso, a gema do ovo também contém ácidos graxos essenciais, que podem ajudar a aumentar seus níveis de energia.

Existem certas formas de exercício que podem ser feitas com apenas um braço ou com os dois braços. Se você quiser resultados mais rápidos, é melhor fazê-lo com apenas um braço a cada vez.

Isso porque, isolar um braço ao se exercitar pode obter conjuntos de maior qualidade do que se você usar os dois braços juntos. Por causa disso, seus músculos se desenvolveriam mais rapidamente.

¿Sabías Que Desayunar Acelera Tu Metabolismo En Un Diez Por Ciento?

La avena es uno de los alimentos para el desayuno más poderosos de todos. Si está buscando poner su cuerpo en excelente forma, debe incorporarlo como alimento básico en su dieta.

La avena es la comida perfecta para comenzar el día porque aumenta tu energía y tiene mucha fibra para mantenerte lleno y satisfecho. La avena se descompone lentamente en el estómago, proporcionándote energía duradera. También está lleno de fibras solubles en agua, que juegan un papel crucial para que se sienta lleno durante un período de tiempo más largo. Los estudios también han demostrado que la avena reduce el colesterol, mantiene bajo los niveles de azúcar en sangre y combate las enfermedades cardíacas, la diabetes, el cáncer de colon y la obesidad.

Si desea agregar algunos antioxidantes poderosos a su avena, simplemente agregue algunos arándanos y frambuesas

Estas deliciosas frutas están:

- Repletas de antioxidantes que luchan contra las enfermedades cardíacas, el cáncer y una multitud de otras dolencias.
- También se ha demostrado que los arándanos conservan la visión.
- Esta poderosa fruta tiene el mayor contenido de antioxidantes entre más de 40 frutas y verduras.

Una Firme Determinación De Adherirse Al Plan De Dieta

Pero, la más importante de todas las sugerencias es que debe cultivar una voluntad fuerte para seguir el programa de dieta que elija, religiosamente. De lo contrario, ningún mejor programa de pérdida de peso para adolescentes podría ayudarlo a bajar de peso.

Sí, puede ser un trabajo duro, pero el resultado final hace que valga la pena el dolor que soporta durante el proceso.

La pérdida de peso se puede lograr con dieta y ejercicio.

Hay muchos programas de dieta que pueden darte buenos resultados. Sin embargo, para una pérdida de peso eficaz, las dietas no son suficientes. Lo cierto es que la dieta y el ejercicio se complementan el uno al otro. Por lo tanto, además de restringir lo que come, también debe dedicar tiempo a hacer ejercicio todos los días para una pérdida de peso notable.

La motivación es clave

Muchas personas comienzan y abandonan su programa de pérdida de peso cuando pierden el interés o alcanzan una meta. La verdad es que la mayoría de estas personas simplemente carecen de la motivación para perder peso. Ellos se dan por vencidos fácilmente después de varios días de hacer el programa debido a la impaciencia. Ellos quizás tengan el mejor programa, pero todo se desperdiciará al rendirse en medio del programa. Establezca su motivación, disciplina, objetivos y sea paciente en lugar de apresurarse para ver resultados.

¿Son Efectivos Los Programas De Dieta Para La Reducción De Peso?

La importancia de la pérdida de peso ha sido reconocida por muchas personas en todo el mundo.

La obsesión por adelgazar ha hecho que empresarios y empresas se planteen diferentes enfoques que ayudarán a las personas a perder peso de manera eficiente.

Si bien, todos estos programas de dieta afirman ser efectivos, como consumidor, debe ser meticuloso con detalles cuando esté considerando dichos productos. Esto se debe a que Internet puede ser bastante engañoso a veces. Si ve testimonios positivos de sus artículos en el sitio web del producto, no podrá determinar si los testimonios son reales. Incluso si la dieta o programa para bajar de peso son efectivos, los resultados que ven pueden ser diferentes de lo que se espera. Como tal, aquí hay algunas cosas que lo prepararán en términos de la efectividad de los programas de dieta:

Los Resultados De Los Programas De Dieta Pueden Variar.

Los programas de dieta serán efectivos, pero los resultados serán diferentes para los individuos. Algunos pueden perder una enorme cantidad de peso, mientras que otros simplemente pueden tener resultados modestos. Una serie de factores contribuyen a este escenario, como las tasas metabólicas y qué tan comprometidos están los individuos con el programa de dieta Si tiene tasas metabólicas altas, le resultará más fácil perder peso en comparación a las personas con tasas metabólicas más bajas. Además de los factores físicos, los distintos niveles de compromiso también conducen a resultados diferentes. Algunos se centrarán en el programa estrictamente, mientras que otros pueden caer en la tentación de alimentos que son no apto para dietas.

Ejercicio

La gente pensará que la dieta por sí sola puede ayudarlos a obtener los mejores resultados. La verdad es que, incluso los desarrolladores de estos programas seguirán recomendando sesiones cortas de ejercicio diarios. De hecho, encontrará que algunos de ellos indicarán la cantidad específica de tiempo que debe hacer ejercicio y los tipos de ejercicio que debe hacer. Por ejemplo, pueden recomendar

Los usuarios deben hacer 30 minutos de ejercicios aeróbicos cada dos días para lograr mejores resultados. Como tal, la dieta y el ejercicio deben ir de la mano.

Encender los fuegos del deseo

Primero, pregúntese: ¿Cuánto es realmente el peso que quiero perder y qué estoy dispuesto a hacer para perderlo?

Si usted contestó de inmediato, y con mucha firmeza, "¡Cualquier cosa!" Está en el camino correcto. Pero si no lo hizo, así, usted puede tener algunas maneras de llegar.

Por supuesto, su respuesta habría dependido del tipo de persona que es. Pero en gran medida, el punto es este: EL DESEO ES ALGO QUE ES ABSOLUTAMENTE NECESARIO TENER SÍ USTED VA A TENER ALGUNA POSIBILIDAD DE ÉXITO.

41

Y USTED NO SÓLO NECESITA CUALQUIER VIEJO TIPO DE DESEO. ¡Necesita un deseo ardiente que esté consumiéndolo lo suficiente para obligarlo a hacer lo que sea necesario!

Bueno, por lo que hemos estado hablando de "hacer lo que se necesita" un poco, y probablemente va a ser una buena idea para aclarar exactamente lo que va a tomar. De ninguna manera todo esto quiere decir que vamos a pedirle que se muera de hambre para bajar de peso

Eso sólo sería una tontería.

En cambio, la voluntad de hacer lo que se necesita implica más que está dispuesto y abierto a elegir un curso de acción y favorecerse. Más adelante, hablaremos un poco más de todo este proceso de "elegir", pero por ahora, eso es lo que más necesita.

Mire, el problema con el deseo es la gran cantidad de personas que piensan que tienen bastante, pero la mayoría realmente no lo hace.

⬜ Si ha probado antes, y renunciado, lo que probablemente significa es que usted realmente no tiene suficiente deseo de perder peso.

⬜ Si ha sentido que usted realmente quiere perder peso, pero no terminó haciendo nada al respecto, entonces definitivamente no tenía suficiente deseo.

¿Sabe qué? Probablemente se sorprendería cuántas personas se enfrentan a esos dos problemas que acabo de esbozar. Y todo se reduce al tema central que ahora estamos discutiendo: deseo.

Ahora, si usted está leyendo esta guía, y estas palabras, eso significaría que usted ya debe tener algún deseo de perder peso, por lo menos.

Lo que ahora hay que hacer es asegurarse de que el deseo que usted tiene es lo suficientemente fuerte como para traducirse en acciones. Por desgracia, este es el verdadero truco que termina agrietando muchos otros, y es el primer punto de tropiezo que hay que superar.

Por lo tanto, depende de usted, ahora que sabe todo esto, armarse usted mismo y asegúrese de que está dispuesto a llegar hasta el final en cuanto a perder esas libras de más que desea!

Tener una gran fuerza de voluntad le ayuda, porque en realidad, si puede fijar su mente para lograr sus metas y luego ponerse en acción hacia esos mismos objetivos, entonces está en el Camino Correcto.

Pero esto no es todo lo que puede hacer – no por mucho.

Aunque el deseo va a ser la base para su acción inicial, se puede mantener pasando por la motivación constante, y eso es algo que se nutre con mayor facilidad

Asegúrese de que entiende todo lo que hemos cubierto hasta aquí, ya que va a formar la base de nuestra muy, muy importante próxima sección. Combine lo que ha aprendido hasta ahora, y lo que está a punto de aprender, y usted encontrará que su mentalidad se mejorará enormemente.

Licuado Saludable

Ingredientes (1 porción):

2 plátano grande cortado en trozos

2 cucharadita de miel

2 cucharada de almendras

4 cubos de hielo

250 ml de leche de soja

300 ml de jugo de granada

60 gr. de tofu

Tiempo de preparación: 5 minutos

Sin cocinar

Preparación:

1. Mezcle la leche de soja y el jugo de granada con 4 cubos de hielo hasta que el hielo se haya roto.
2. Agregue el plátano, la miel y el queso de soja y mezcle hasta que esté batido, luego vierta la mezcla en un vaso y espolvoree con las almendras fileteadas.

¿Cuánta Grasa Es Excesiva?

La cantidad de grasa que es demasiado para mantener un peso saludable depende de su peso, edad, estilo de vida y su salud en condiciones generales. Entonces, si no sabe cómo medirá su ingesta de grasas, hable con algunos expertos o haga su propio límite de grasa personalizado. Con esto, no podrás limitarte, pero también te reducirán gradualmente las grasas malas sin necesidad de considerar otras formas. Además, esto puede guiarlo por el camino de tomar grasas más saludables.

Las grasas trans no son solo una de las grasas malas que debe evitar cuando pierde peso. Las grasas saturadas también son un tipo de grasa, que se encuentran en diversos productos animales. Reducir esta grasa mala también puede permitirle lograr los objetivos de pérdida de peso de manera efectiva.

Quemaduras y ulceras.

Blueberry mejora la agudeza visual, alivia la fatiga ocular. Arándano debido al raro contenido de ácido benzoico Tiene un excelente efecto antiséptico (antiséptico). El viburnum mejora la contracción del músculo cardíaco y favorece su trabajo normal. un líquido transparente e incoloro con un pronunciado sabor agrio; no tiene un olor agradable específico y no agrega sabor a los platos. Se utiliza para encurtir verduras, frutas, setas y para todo tipo de necesidades del hogar.

vinagre de sidra de manzana

es un producto natural. Se conoce desde la antigüedad y es una de las más populares hasta la fecha. Remedios populares para el tratamiento y prevención de diversas enfermedades. Además, es el único remedio natural que se usa con éxito no solo para mejorar el cuerpo, sino también para mantener la belleza en cosmetología. El vinagre de sidra de manzana natural obtenido de la fermentación natural del jugo del mismo nombre, contiene una gran cantidad del ácido más preciado. Hay incluso más de ellos que en la fruta fresca. Nuestro cuerpo necesita ácido málico para el funcionamiento normal de muchos procesos vitales, como la curación de vasos sanguíneos, la digestión, la reparación de células de la piel, la formación de glóbulos rojos, etc. El ácido acético sintético tiene un efecto fundamentalmente opuesto. Vinagre alcohólico de trigo y patata. En una palabra, El vinagre de sidra de manzana es un almacén de sustancias útiles que toda persona necesita. El vinagre de sidra de manzana se obtiene de la fermentación del jugo de manzana y luego de la fermentación con ácido acético. El contenido de ácido acético del vinagre de sidra de manzana oscila entre el 5 % y el 7 %. Tiene un olor y sabor afrutado distintivo. El vinagre de sidra de manzana contiene 20 minerales esenciales y oligoelementos (potasio, sodio, calcio, fósforo, cobre, hierro, silicio, flúor, etc.), ácidos orgánicos (acético, propiónico, láctico y cítrico), valiosas fibras dietéticas (pectina potasa). etc.), una serie de enzimas y aminoácidos, así como vitaminas A, B1, B2, B6, C, E, P y provitamina betacaroteno. El vinagre de sidra de manzana es muy útil para los nutricionistas y los médicos recomiendan encarecidamente usar este vinagre especial en pita. Se puede añadir a casi cualquier plato. Le da a los platos un agradable sabor agrio, el plato se vuelve más saturado y el olor se concentra. El vinagre de sidra de manzana es especialmente bueno en ensaladas, sopas, guisos de verduras, legumbres guisadas. Todo el mundo conoce la maravillosa propiedad del vinagre de sidra de manzana para reducir el apetito, activar la pérdida de grasa y acelerar el metabolismo. que su uso en la dosis adecuada contribuye a la pérdida de peso. Incluso un vaso de agua con un poco de vinagre después de una comida copiosa trae alivio. El vinagre de sidra de manzana se vuelve más sabroso y mucho más saludable si evitas su olor acre, lo enriqueces con componentes valiosos y realzas las hierbas aromáticas. Son adecuados los frutos de cilantro, estragón, agracejo y bayas de enebro. Usar este vinagre en cantidades razonables en aderezos y ensaladas y agregarlo al borscht y las salsas puede reducir el riesgo de coágulos de sangre. el plato se vuelve más saturado y el olor se concentra. El vinagre de sidra de manzana es especialmente bueno en ensaladas, sopas, guisos de verduras, legumbres guisadas. Todo el mundo conoce la maravillosa propiedad del vinagre de sidra de manzana para reducir el apetito, activar la pérdida de grasa y acelerar el metabolismo. que su uso en la dosis adecuada contribuye a la pérdida de peso. Incluso un vaso de agua con un poco de vinagre después de una comida copiosa trae alivio. El vinagre de sidra de manzana se vuelve más sabroso y mucho más saludable si evitas su olor acre, lo enriqueces con componentes valiosos y realzas las hierbas aromáticas. Son adecuados los frutos de cilantro, estragón, agracejo y bayas de enebro. Usar este vinagre en cantidades razonables en aderezos y ensaladas y agregarlo al borscht y las salsas puede reducir el riesgo de coágulos de sangre. el plato se vuelve más saturado y el olor se concentra. El vinagre de sidra de manzana es especialmente bueno en ensaladas, sopas, guisos de verduras, legumbres guisadas. Todo el mundo conoce la maravillosa propiedad del vinagre de sidra de manzana para reducir el apetito, activar la pérdida de grasa y acelerar el metabolismo. que su uso en la dosis adecuada contribuye a la pérdida de peso. Incluso un vaso de agua con un poco de vinagre después de una comida copiosa trae alivio. El vinagre de sidra de manzana se vuelve más sabroso y mucho más saludable si evitas su olor acre, lo enriqueces con componentes valiosos y realzas las hierbas aromáticas. Son adecuados los frutos de cilantro, estragón, agracejo y bayas de enebro. Usar este vinagre en cantidades razonables en aderezos y ensaladas y agregarlo al borscht y las salsas puede reducir el riesgo de coágulos sanguíneos. El vinagre de sidra de manzana es especialmente bueno en ensaladas, sopas, guisos de verduras, legumbres guisadas. Todo el mundo conoce la maravillosa propiedad del vinagre de sidra de manzana para reducir el apetito, activar la pérdida de grasa y acelerar el metabolismo. que su uso en la dosis adecuada contribuye a la pérdida de peso. Incluso un vaso de agua con un poco de vinagre después de una comida copiosa trae alivio. El vinagre de sidra de manzana se vuelve más sabroso y mucho más saludable si evitas su olor acre, lo enriqueces con componentes valiosos y realzas las hierbas aromáticas. Son adecuados los frutos de cilantro, estragón, agracejo y bayas de enebro. Usar este vinagre en cantidades razonables en aderezos y ensaladas y agregarlo al borscht y las salsas puede reducir el riesgo de coágulos de sangre. El vinagre de sidra de manzana es especialmente bueno en ensaladas, sopas, guisos de verduras, legumbres guisadas. Todo el mundo conoce la maravillosa propiedad del vinagre de sidra de manzana para reducir el apetito, activar la pérdida de grasa y acelerar el metabolismo. que su uso en la dosis adecuada contribuye a la pérdida de peso. Incluso un vaso de agua con un poco de vinagre después de una comida copiosa trae alivio. El vinagre de sidra de manzana se vuelve más sabroso y mucho más saludable si evitas su olor acre, lo enriqueces con componentes valiosos y realzas las hierbas aromáticas. Son adecuados los frutos de cilantro, estragón, agracejo y bayas de enebro. Usar este vinagre en cantidades razonables en aderezos y ensaladas y agregarlo al borscht y las salsas puede reducir el riesgo de coágulos sanguíneos. Todo el mundo conoce la maravillosa propiedad del vinagre de sidra de manzana para reducir el apetito, activar la pérdida de grasa y acelerar el metabolismo. que su uso en la dosis adecuada contribuye a la pérdida de peso. Incluso un vaso de agua con un poco de vinagre después de una comida copiosa trae alivio. El vinagre de sidra de manzana se vuelve más sabroso y mucho más saludable si evitas su olor acre, lo enriqueces con componentes valiosos y realzas las hierbas aromáticas. Son adecuados los frutos de cilantro, estragón, agracejo y bayas de enebro. Usar este vinagre en cantidades razonables en aderezos y ensaladas y agregarlo al borscht y las salsas puede reducir el riesgo de coágulos de sangre. Todo el mundo conoce la maravillosa propiedad del vinagre de sidra de manzana para reducir el apetito, activar la pérdida de grasa y acelerar el metabolismo. que su uso en la dosis adecuada contribuye a la pérdida de peso. Incluso un vaso de agua con un poco de vinagre después de una comida copiosa trae alivio. El vinagre de sidra de manzana se vuelve más sabroso y mucho más saludable si evitas su olor acre, lo enriqueces con componentes valiosos y realzas las hierbas aromáticas. Son adecuados los frutos de cilantro, estragón, agracejo y bayas de enebro. Usar este vinagre en cantidades razonables en aderezos y ensaladas y agregarlo al borscht y las salsas puede reducir el riesgo de coágulos de sangre. El vinagre de sidra de manzana se vuelve más sabroso y mucho más saludable si evitas su olor acre, lo enriqueces con componentes valiosos y realzas las hierbas aromáticas. Son adecuados los frutos de cilantro, estragón, agracejo y bayas de enebro. Usar este vinagre en cantidades razonables en aderezos y ensaladas y agregarlo al borscht y las salsas puede reducir el riesgo de coágulos de sangre. El vinagre de sidra de manzana se vuelve más sabroso y mucho más saludable si evitas su olor acre, lo enriqueces con componentes valiosos y realzas las hierbas aromáticas.

Son adecuados los frutos de cilantro, estragón, agracejo y bayas de enebro. Usar este vinagre en cantidades razonables en aderezos y ensaladas y agregarlo al borscht y las salsas puede reducir el riesgo de coágulos de sangre.

Contravenciones Del Entrenamiento Tabata

¿Tiene desventajas esta clase de entrenamiento?

Si bien son pocas, es importante hacer mención de las desventajas.

Este entrenamiento está diseñado para ser corto y muy intenso, por lo que puede no ser adecuado para personas que han pasado largos periodos de sedentarismo o sufren de problemas del corazón.

Es importante acudir con tu médico antes de comenzar cualquier rutina de ejercicio.

Otra desventaja es que el entrenamiento no está hecho para realizarse todos los días. Lo recomendable es hacerlo 3 o 4 veces por semana.

El Modelo De Dieta Sirtfood

La dieta de sirtfood no es exactamente una dieta, sino un patrón de alimentación que te ayuda a llevar una vida más saludable. Puedes disfrutar de los beneficios del ayuno sin privar a tu cuerpo de la comida y la nutrición que necesita. El ayuno como concepto ha existido desde el principio de la civilización, pero no es una práctica fácil de seguir. Es lamentable que muchas personas castiguen a sus cuerpos siguiendo arduas dietas de ayuno y patrones de alimentación solo para perder peso lo más rápido posible. Si se sigue de manera holística, puede beneficiar al cuerpo, pero la mayoría de las personas toman medidas extremas para obtener resultados rápidos, lo que puede dar lugar a problemas como una nutrición inadecuada, desequilibrio en el azúcar en la sangre, anemia, fatiga y un sistema inmunológico debilitado.

La mayoría de la gente no entiende que las dietas de ayuno funcionan bien porque activan el gen de la delgadez en el cuerpo. Cuando se activa este gen, no permite que el cuerpo almacene grasa. El cuerpo pasa automáticamente al modo de supervivencia cuando no se consume suficiente comida para proporcionarle energía. Cuando se reduce la ingesta calórica, el cuerpo se dirige a las reservas de grasa para proporcionar energía a las células y órganos. Lo que hace la dieta Sirtfood es que esencialmente proporciona los beneficios del ayuno y activa el gen de la delgadez sin tener que castigar a tu cuerpo con el arduo ayuno.

Quiche De Cebolla Sin Gluten

- Tiempo de preparación 60 minutos
- 100 g de mozzarella rallada
- 2 cucharada de aceite de coco
- 2 cucharadita de sal marina
- una pizca de pimienta negra molida
- una pizca de cúrcuma
- 12 rodajas

Ingredientes

- 4 cebollas grandes
- 12 huevos
- 240 g de yogur natural
- 60 g de harina de coco

Preparación

1. Pica finamente las cebollas.
2. Caliente una cucharada de aceite en una sartén caliente, luego saltee las cebollas hasta que estén transparentes.

3. En una ensaladera, mezcle los huevos con el yogur, sal y pimienta.

4. Agregue las cebollas salteadas, el queso rallado y la harina de coco y mezcle la masa.

5. Verter la masa en un molde engrasado o de silicona Hornea la quiche de cebolla a 200 ° C durante 80 a 90 minutos hasta que la parte superior esté dorada.

6. Deje enfriar la quiche durante al menos 15 a 20 minutos antes de sacarla del molde.

Grapas Dietéticas Para Vegetarianos

Debido a las preocupaciones nutricionales mencionadas anteriormente, los vegetarianos deben tener cuidado de elegir los alimentos adecuados para incluirlos en sus planes de nutrición. Con una buena planificación, una dieta vegetariana puede ser nutricionalmente completa y tan saludable, si no más, que una dieta no restrictiva.

Los vegetarianos pueden hacerlo bien si se inclinan por las verduras coloridas, que tienden a ser densas en vitaminas y otros nutrientes. Las verduras de hoja verde oscura deben ser una gran parte de la dieta, y las frutas y verduras rojas y anaranjadas deben ser una parte aún mayor.

Los cereales integrales, las semillas, las nueces y las legumbres aportan muchos tipos diferentes de nutrientes esenciales, que incluyen fibra dietética, proteínas, grasas, aminoácidos y proteínas.

Los alimentos que se deben evitar siempre que sea posible incluyen granos procesados, exceso de sodio, azúcares agregados, grasas saturadas y trans y otros carbohidratos refinados.

Combinando Las Dietas Cetogénicas Y Basadas En Plantas

La combinación de estas dos dietas ofrece grandes oportunidades, pero también presenta desafíos importantes. La combinación del potencial de pérdida de peso de la cetosis con el contenido inherentemente bajo en calorías de la dieta vegetariana significa que la pérdida de peso puede ser incluso más fácil de lograr que con cualquiera de las dos dietas por sí solas. Además, las restricciones de ambas dietas pueden complementarse entre sí, permitiéndote eliminar la mayoría de los alimentos poco saludables de tu dieta y concentrarte en los más saludables.

Sin embargo, la combinación requiere algo de trabajo. De alguna manera, las restricciones de las dietas ceto y vegetariana se contradicen entre sí. La dieta cetogénica tiene como objetivo aumentar el contenido de proteínas y grasas de la dieta al tiempo que reduce sustancialmente el contenido de carbohidratos. Para hacerlo, tradicionalmente se basa en la carne, que es relativamente alta en grasas y proteínas y baja en carbohidratos. Eso es un problema para una persona que hace dieta vegetariana.

Por el contrario, la dieta vegetariana necesita compensar las proteínas perdidas cuando elimina la carne. Para hacerlo, tradicionalmente aumenta la ingesta de cereales integrales y legumbres, algunas de las mejores fuentes de proteínas no animales. Sin embargo, estos alimentos generalmente están muy limitados en la dieta ceto porque son relativamente altos en carbohidratos. Esto también es un problema.

Para solucionar estos problemas, la persona que hace dieta ceto-vegetariana debe ser un planificador de comidas creativo. Tienes que encontrar los lugares donde se cruzan las dos dietas y elegir los alimentos que te darán una nutrición completa y al mismo tiempo cumplir los objetivos de ambas dietas. Afortunadamente, hay muchas opciones de alimentos que harán precisamente eso.

¿Cómo Puedo Aumentar Mi Ingesta De Fibras Vegetales?

El consumo directo de verduras es la mejor y más saludable manera de añadir fibra a su dieta. Estas son algunas pautas que pueden ayudarle a realizar esta tarea:

En cada comida, consuma dos fuentes de fibra (desayuno, comida y cena, así como los tentempiés). Puede combinar varias fuentes de fibra.

Debe asegurarse de que todos los productos de harina que compre sean integrales.

Aproveche sus antojos para aumentar la fibra. Para las palomitas caseras, puedes cambiar los dulces por frutas y frituras.

La fibra puede mejorar su salud

La fibra tiene muchos beneficios para la salud. La fibra ayuda a la digestión y mejora la microbiota. Para evitar el estreñimiento, debe incluirse en los alimentos.

Muchos productos contienen fibra. La fibra suele encontrarse en alimentos de origen vegetal. Por eso se recomienda incluirla en nuestra dieta.

¿Qué es el programa fibra-proteina vegetal?

El programa de nutrición Fibra_Proteina Vagetal es fácil de seguir, no he querido en este libro detenerme con demasiada información científica. Lo que pretendo es que desde ya experimentes los grandes beneficios de aportar la fibra necesaria a tu organismo y de esa manera en muy poco tiempo vas a empezar a sentir los cambios.

Mejorará tu tránsito intestinal y con él la reparación de la microbiota, al absorción de alimentos, mejoraran tus defensar y notaras una pérdida de líquidos y grasa sobrante lo que desintoxicara tu organismo. Lo único que tienes que haces es incluir las recetas que mas te gusten a tu dieta con el fin de aumentar la ingesta de fibra y nutrientes, o puedes sustituir tus desayunos o comidas por las recetas que aquí te presento.

No Te Preocupes! El Estrés Provoca Aumento De Peso

El estrés es tu peor enemigo porque Nos hace comer más, porque usamos los alimentos como un sustituto para lidiar con el estrés. Un nuevo estudio señala que no sólo sentimos apetito constante cuando estamos estresados y una mayor atracción por consumir muchas calorías, sino que, la liberación de una hormona favorece la acumulación de grasa en la zona abdominal. La hormona involucrada se denomina hidrocortisona y el cuerpo la libera cuando atraviesa épocas de estrés, lo cual propicia el incremento de la grasa en la zona central del cuerpo, grasa más peligrosa por sus efectos metabólicos.

Por tanto, elimina ya el estrés de tu vida. Intenta disfrutar cada momento, ser alegre, tener una actitud positiva y tirar lo negativo a la basura. Este será tu mayor aliado para eliminar esa grasa que no quieres y tener una vida plena. Y si no lo logras, puedes buscar la ayuda de un especialista que te ayude a manejar los niveles de estrés. Mucho ánimo.